DE
L'ÉTAT ÉLECTRIQUE

DES

EAUX DE NÉRIS-LES-BAINS

PAR

Le Docteur V. ALLOT

MÉDECIN A L'HOPITAL THERMAL

PARIS

A. MALOINE, LIBRAIRE-ÉDITEUR

91, BOULEVARD SAINT-GERMAIN, 91

1893

DE
L'ÉTAT ÉLECTRIQUE

DES

EAUX DE NÉRIS-LES-BAINS

DU MÊME AUTEUR

De l'hypertrophie mammaire dans la tuberculose pulmonaire. — Paris, Henri Jouve, éditeur, 1887.

Traitement de l'eczéma chronique par les révulsifs. — Compte rendu des travaux de la Société des sciences médicales de Gannat, année 1891-92.

Notice sur les eaux de Néris-les-Bains. — Gannat, imprimerie Marion, 1892.

De l'état électrique des eaux de Néris-les-Bains. — Communication au congrès des Sociétés savantes, à Paris, 6 avril 1893. — Gannat, imprimerie Marion.

DE

L'ÉTAT ÉLECTRIQUE

DES

EAUX DE NÉRIS-LES-BAINS

PAR

Le Docteur V. ALLOT

MÉDECIN A L'HOPITAL THERMAL

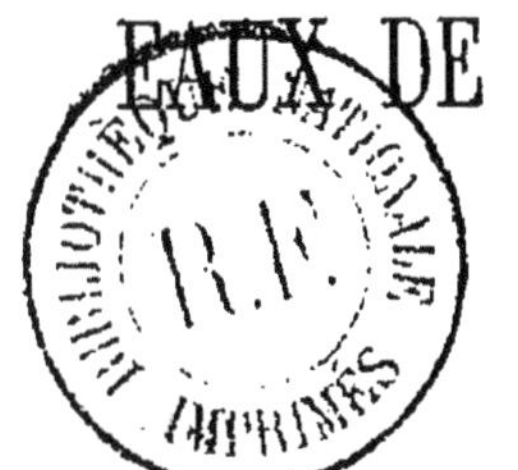

———>•<———

PARIS

A. MALOINE, LIBRAIRE-ÉDITEUR

91, BOULEVARD SAINT-GERMAIN, 91

—

1893

AVANT-PROPOS

Le mode d'action des eaux minérales n'a pu être complètement déterminé malgré les progrès de l'hydrologie médicale.

De toutes les hypothèses, celle de Scoutetten, attribuant à l'électricité le rôle principal dans l'activité des eaux minérales, demande, avant d'être rejetée comme on l'a fait jusqu'à présent, un nouvel examen et de nouvelles recherches.

Après avoir contrôlé les expériences déjà faites, après en avoir institué de nouvelles, j'ai acquis la conviction qu'il faut réellement tenir compte de cet élément d'activité. Aussi, il m'a paru intéressant de faire connaître le résultat de mes observations.

En soumettant de nouveau cette question à l'attention du corps médical, j'espère surtout stimuler le zèle de mes confrères, médecins consultants, et provoquer de leur part quelques travaux qui nous permettront, peut-être, dans un temps peu éloigné, d'élucider ce point de thérapeutique difficile et discuté.

DE
L'ÉTAT ÉLECTRIQUE

DES

EAUX DE NÉRIS-LES-BAINS

GÉNÉRALITÉS SUR LES EAUX ÉMINRALES

Les eaux minérales occupent en thérapeutique une place des plus importantes.

« Sans elles, il est impossible de faire la médecine des maladies chroniques, dit Durand-Fardel. Près d'elles, on rencontrera quelquefois des actions puissantes et des ressources qu'on attendrait vainement des autres agents de la matière médicale. »

Seules, elles sont à même de remonter tout l'organisme, et de le stimuler, de façon à apporter des modifications salutaires aux maladies de longue durée, à certains états pathologiques pour lesquels la thérapeutique ordinaire se trouve impuissante.

La médication hydro-minérale présente donc un intérêt considérable. Car, si elle constitue parfois la dernière ressource du médecin, elle est également la dernière espérance du malade.

Notre intention n'est pas de faire ici l'apologie des eaux minérales. Leur action reste et demeure indiscutable. Nous n'en voulons pas d'autre preuve que le nombre prodigieux des personnes qui s'y rendent, et dont la progression toujours croissante prend, chaque année, des proportions incalculables.

Mais, ce qui intéresse surtout le corps médical, ce qui mérite de fixer son attention, c'est l'interprétation physiologique de leur mode d'action. Comment agissent-elles ? Quelle est la cause de leur activité ? C'est là certainement la question la plus intéressante en hydrologie, c'est aussi, malheureusement, la plus difficile à résoudre.

Les eaux minérales forment un tout complexe dont il est difficile de distraire un seul élément. Tous certainement contribuent au résultat final ; mais, faut-il accorder à l'un d'eux une action prépondérante ?

La majorité des auteurs attribuent à la minéralisation, à la combinaison intime de

tous les sels, les effets bienfaisants des eaux
minérales. Certes, l'analyse chimique, en
nous renseignant sur leur composition, a fait
faire de grands progrès à l'hydrologie médicale ; elle a permis de les classer suivant la
prédominance d'un ou de plusieurs principes
minéralisateurs et par suite d'attribuer à
quelques-unes d'entre elles des applications
un peu spéciales.

La classification de Durand-Fardel com-
prend cinq familles et treize classes. La division en familles est constituée comme il suit :

       1° Eaux sulfurées.
       2° — chlorurées.
       3° — bicarbonatées.
       4° — sulfatées.
       5° — indéterminées.

Il semble qu'à chacun de ces groupes doive
correspondre une sorte de classification thérapeutique, chaque principe chimique prédo-
minant devant conférer aux différentes eaux
les propriétés curatives caractéristiques de ce
sel. Telle est, en effet, la doctrine de la spécialisation des eaux minérales

Mais, si théoriquement et scientifiquement
cette spécialisation paraît toute naturelle, les
résultats de la pratique et de l'observation

clinique montrent qu'il ne faut pas toujours en tenir un compte rigoureux. De l'aveu même de M. Durand-Fardel, le fondateur de la doctrine, « il n'existe souvent que des relations très imparfaites entre la composition chimique des eaux minérales et leurs propriétés thérapeutiques ». Pour mieux établir cette proposition, il nous suffira de reproduire en partie le tableau que nous donne cet auteur dans ses leçons professées à l'École pratique.

Spécialisation des eaux minérales.

FAMILLE DES SULFURÉES

Applications spéciales. — Herpétisme, dermatoses, catarrhes des voies respiratoires.

Applications communes.—Lymphatisme, rhumatisme, chlorose, syphilis, scrofule.

Applications secondaires. — Maladies chirurgicales, métrite chronique, catarrhes de l'appareil urinaire, dyspepsie.

FAMILLE DES CHLORURÉES

Applications spéciales. — Scrofule, lymphatisme.

Applications communes.— Rhumatisme,

paralysie, maladies chirurgicales, hémor-
rhoïdes (pléthore abdominale).

Applications secondaires. — Dermatoses,
hypochondrie, syphilis, dyspepsie.

FAMILLE DES BICARBONATÉES

Applications spéciales. — Diathèse urique (goutte, gravelle urique), obésité, diabète.
Maladies du foie. Engorgements abdominaux.

Applications communes. — Dermatoses,
rhumatisme, métrite chronique.

FAMILLE DES SULFATÉES

Sulfatées sodiques.

Laxatives.

Sulfatées calciques et mixtes.

*Applications analogues à celles des eaux
indéterminées.*

FAMILLE DES INDÉTERMINÉES

Applications spéciales. — Névroses généralisées, névralgies, rhumatisme, dermatoses,
métrite chronique.

Applications communes. — Prédominance névrosique.

Le tableau qui précède nous montre que
toutes les eaux minérales, malgré la diversité

des principes chimiques, possèdent des propriétés communes. Il nous montre, — et l'observation clinique le vérifie, — qu'un certain nombre d'affections, le rhumatisme entre autres, peut être traité avec un égal succès par des eaux sulfurées, chlorurées, bicarbonatées, sulfatées (Bagnères-de-Bigorre) ou indéterminées.

Or, si la qualité des sels importe peu, il en est de même de la quantité. On voit, en effet, des eaux dont la minéralisation est insignifiante, comme celles de Plombières, de Néris, donner dans certaines maladies des résultats aussi favorables que les eaux de Bourbonne, par exemple, qui contiennent 7 gr. 646 de sels.

La doctrine de la spécialisation ne nous satisfait donc pas entièrement au point de vue du mode d'action des eaux minérales. Elle établit, il est vrai, des nuances dans les indications, nuances qui dépendent essentiellement du tempérament et de la constitution des malades plutôt que des maladies mêmes.

Les principes chimiques ne pouvant suffire pour expliquer cette communauté d'action, il est nécessaire de faire intervenir un autre élément dans l'activité des eaux. Cet élément, quel est-il? Quel est l'agent dont la présence donne à toutes les eaux des propriétés communes ? Les uns veulent y voir l'action de la thermalité ; d'autres, l'influence des différents moyens balnéothérapiques. Quant à nous, nous attribuons cette activité particulière à des actions électriques dont nous allons, dans un instant, démontrer l'existence.

Mais auparavant, nous croyons utile de rappeler en quelques mots la composition chimique et les propriétés thérapeutiques des eaux de Néris.

Eaux de Néris. — Composition chimique. Propriétés thérapeutiques.

L'analyse la plus complète que nous ayons des eaux de Néris est due à M. J. LEFORT (1857).

La voici :

Composition d'un litre d'eau en principes élémentaires :

	GRAND PUITS	PUITS DE LA CROIX
Oxygène...............	0,	$1^{cc},1$
Azote	13^{cc}	$10^{cc},2$
Acide carbonique........	0,3928	0,3908
— sulfurique...........	0,2196	0,2169
— chlorhydrique.....	0,1116	0,1112
— iodhydrique.......	traces	traces

	GRAND PUITS	PUITS DE LA CROIX
Acide silicique..........	0,1121	0,1030
Soude............	0,4395	0,4391
Potasse	0,0067	0,0065
Chaux.................	0,0566	0,0569
Magnésie..............	0,0017	0,0015
Oxyde de fer...........	0.0019	0,0018
Oxyde de manganèse....	traces	traces
Matière organique azotée.	traces	traces
Poids du résidu salin (température ordinaire).	1,1445	1,1245
Poids du résidu salin à 180° centigr...........	1,1150	1,1118

Composition hypothétique des sels anhydres contenus dans un litre d'eau :

	GRAND PUITS	PUITS DE LA CROIX
Température..............	52°	51°,2
Densité.................	1,0012	1,0012
Oxygène...............	0	11^{cc}1
Azote..................	13^{cc}	10^{cc}2
Acide carbonique libre...	0,0490	0,0393
Bicarbonate de soude....	0,4169	0,4167
— de potasse...	0,0129	0,0125
— de magnésie.	0,0057	0,0057
— de chaux....	0,1455	0,1463
— de fer.......	0,0042	0,0033
— de manganèse	traces	traces
Sulfate de soude.........	0,3896	0,3848
Chlorure de sodium.....	0,1788	0,1782
Iodure de sodium........	traces	traces

	GRAND PUITS	PUITS DE LA CROIX
Silice..................	0,1121	0,1030
Matière organique azotée.	traces	traces
Poids des combinaisons salines anhydres trouvées par le calcul......	1,2657	1,2505
Poids des combinaisons salines trouvées par l'expérience (température au-dessus de 80° centigr.)	1,1445	1,1245

Les conferves sèches renferment pour 100 parties :

Carbonate de soude.......	3,4791
— de potasse......	0,1905
— de chaux.......	24,6839
— de magnésie....	0,4151
Sulfate de chaux..........	2,5875
Chlorure de sodium.......	traces
Iodure de sodium.........	—
Oxyde de fer.............	2,1301
— de manganèse......	0,0472
Silice....................	22,3829
	55,9162
Matière organique.........	44,0838

Deux ans après cette analyse, M. Lefort a découvert dans l'eau la présence du *fluorure de sodium*, et M. de Gouvenain a évalué la quantité de *fluor* à 0 gr.059 par litre.

En somme, on voit que la station de Néris se caractérise surtout par la haute thermalité de ses eaux. Leur faible minéralisation en a rendu la classification difficile. Elles ont été rangées parmi les *bicarbonatées mixtes* ou les *alcalines salines*. D'autres les ont appelées *hyperthermales*, *indifférentes*, *amétalliques*. Durand-Fardel les range dans sa classification sous la dénomination d'eaux *indéterminées* avec les eaux de Plombières, Luxeuil, Dax, etc.

En examinant les analyses précédentes, il est facile de voir combien est grand l'embarras du médecin pour déterminer, par la seule connaissance des principes chimiques, les indications thérapeutiques des eaux de Néris.

Durand-Fardel, dans son tableau sur la spécialisation des eaux minérales, indique que la famille des *indéterminées* dans laquelle il range les eaux de Néris présente des applications spéciales, qui sont : les névroses généralisées, les névralgies, le rhumatisme, les dermatoses, la métrite chronique. Mais, ces différentes propriétés n'ont pas été déterminées d'après l'analyse chimique. Il a fallu surtout faire appel aux résultats de la pratique.

Or l'expérience nous montre précisément que les principales affections justiciables des eaux de Néris-les-Bains, peuvent être rangées dans les catégories suivantes :

1° Maladies du système nerveux :

2° Affections rhumatismales ;

3° Maladies des femmes ;

4° Dermatoses ;

5° Lésions consécutives aux traumatismes.

1° Dans le premier groupe on peut ranger toutes les maladies du système nerveux.

Parmi les affections d'origine centrale, je signalerai les paralysies consécutives à une hémorrhagie ou à un ramollissement cérébral avec tous les accidents concomitants, douleurs, contracture ; les phénomènes douloureux et éréthiques de l'ataxie locomotrice au début, et les différentes scléroses de la moelle, sclérose des cordons latéraux (paraplégie spasmodique), sclérose multiloculaire, sclérose des cornes antérieures (paralysie de l'enfance, atrophie musculaire progressive.)

Parmi les affections d'origine périphérique, la névralgie sous toutes ses formes est justiciable des eaux de Néris.

Je dois également signaler les résultats merveilleux que l'on obtient dans l'hystérie la chorée, la neurasthénie, et ces états indéterminés qu'on désigne sous le nom de névropathies ou nervosisme. L'épilepsie subit également une heureuse modification au point de vue de la fréquence des attaques et des vertiges.

2° Toutes les variétés du rhumatisme relèvent des eaux de Néris, depuis le simple rhumatisme musculaire (torticolis, omodynie, pleurodynie, lumbago) jusqu'au rhumatisme articulaire le plus invétéré.

3° Il en est de même pour les maladies des femmes. Toutes en général rentrent dans le domaine de la médication nérisienne, mais c'est surtout lorsqu'elles s'accompagnent de symptômes spasmodiques, douloureux, névralgiques sous la dépendance de l'élément névropathique, qu'elles relèvent des eaux de Néris d'une façon spéciale.

Je ne ferai qu'énumérer les principales affections de ce groupe traitées à Néris : la métrite subaiguë et chronique, la périmétrite, l'ovarite, la pelvipéritonite.

Ajoutons encore l'hyperesthésie vulvaire, le vaginisme, le prurit vulvaire, la coccyodynie, qui trouvent dans l'emploi de ces eaux une amélioration notable, ainsi que l'aménorrhée et la dysménorrhée.

4° Les affections cutanées qui peuvent être avantageusement combattues sont l'eczéma chronique, l'impétigo, l'herpès præputialis, le prurigo, l'urticaire, l'acné.

5° On a souvent l'occasion de traiter à Néris les suites de contusions, de luxations, de fractures qui consistent généralement en lésions d'un nerf, paralysie plus ou moins complète avec atrophie musculaire, engorgements périarticulaires, raideurs, demi-ankyloses consécutives à la guérison d'une arthrite.

On vu également de vastes plaies et des brûlures graves et étendues, guérir en peu de temps à la suite de bains prolongés.

Telles sont les principales applications des eaux de *Néris*. Mais l'observation clinique a démontré que les résultats étaient surtout favorables pour les malades chez lesquels prédominait un état général névropathique.

En résumé, je puis dire que toutes les affections dépendant des groupes nosologiques
précédents sont tributaires des eaux de Néris,
surtout lorsqu'il y a prédominance névrosique.

APERÇU HISTORIQUE

Nous avons vu que l'hydrologie médicale basée exclusivement sur l'analyse chimique ne déterminait pas, dans l'état actuel de nos connaissances, la cause exacte des propriétés curatives des eaux minérales.

Les principes minéralisateurs ne suffisent pas pour expliquer les résultats souvent merveilleux d'une cure thermale. Tout en empruntant aux différents sels qu'elles renferment les propriétés thérapeutiques de ces sels, les eaux minérales ont une activité considérable, indépendante de leur minéralisation ; et, cette activité, commune à toutes les sources, doit sans aucun doute leur conférer des propriétés communes. Cela est si vrai, que, tous les médecins qui se sont occupés d'hydriatrie, sont obligés, pour expliquer la similitude des résultats obtenus avec des eaux chimiquement dissemblables, de reconnaître l'insuffisance des théories basées sur l'analyse et d'invoquer l'action d'une force inconnue, laissant ainsi la voie ouverte à toutes les hypothèses.

Les anciens, en plaçant chaque source sous

l'invocation d'une divinité, faisaient intervenir un *principe divin*, une *vie des eaux*, un *quid divinum* pour expliquer ce mystère.

L'idée que cette activité spéciale pouvait tenir à un certain état électrique des eaux, devait fatalement suivre la découverte de cet agent merveilleux, l'électricité. A un fait mystérieux, il fallait nécessairement une cause non moins mystérieuse.

Mais, je dois ajouter que jusqu'à Scoutetten, cette idée était restée à l'état de vue de l'esprit et sans apparence scientifique. Ce n'est qu'à la suite de ses expériences que les auteurs ont bien voulu accorder un peu plus d'attention à une hypothèse d'autant plus rationnelle qu'elle s'appuyait sur des recherches faites par un homme dont la compétence en la matière était indiscutable.

Avant lui, plusieurs médecins avaient déjà supposé que le fluide électrique jouait un rôle important dans l'action des eaux minérales. Renard (1829), médecin inspecteur des eaux de Bourbonne, Ballard (1831), Guersent avaient émis cette opinion que l'électricité de l'atmosphère et du globe agissait sur les eaux thermales et contribuait à en augmenter l'activité.

Plus tard, en 1839, Patissier dans son rapport à l'Académie royale de médecine attribuait la cause des effets toniques des bains minéraux « à la combinaison des éléments constituants des eaux, à leur calorique et peut-être *au fluide électrique* ».

Il est probable que dans toutes les publications balnéographiques de l'époque on retrouverait la même hypothèse.

Pour ce qui concerne la station de Néris-les-Bains, je trouve dans Boirot-Desserviers(1822) l'idée d'un calorique spécial.

En 1853, l'abbé Forichon est plus catégorique. Il dit dans son *Propos médical :* « L'impression spéciale de nos eaux thermales est due à leur espèce de calorique, qui tient, pour soumettre mon idée tout entière à votre jugement, à la présence de l'électricité qui les imprègne dans leur source et qui se révèle de la manière suivante : il est des jours où, selon la condition électrique de l'atmosphère, probablement, l'eau thermale semble, au contact, plus chaude qu'à l'ordinaire : on ne peut y maintenir la main. D'autres jours, au contraire, elle paraît refroidie.....

Cependant si vous plongez le thermomètre, vous la trouvez au même degré.....

Cette observation décèle, si je ne me trompe, la présence d'un fluide qui s'en dégage plus ou moins promptement, selon que l'atmosphère en est elle-même plus ou moins saturée ou que l'organisme partage cette condition ; peut-être aussi, que dans certains moments le réservoir commun en expédie davantage par cette voie. »

Le Dr Forichon invoque comme une des preuves de l'opinion qu'il émet la phosphorescence qu'il a vu se produire après certaines soirées chaudes à la surface des bassins.

Il est en cela d'accord avec plusieurs auteurs qui attribuent eux aussi le blanchiment des eaux de Luchon, le bleuissement des eaux d'Ax, la lactescence des eaux de Cadiac, le louchissement des eaux de Molitch, etc., à l'influence de l'électricité. Ces phénomènes se manifestent par les changements de temps et surtout à l'approche des orages alors qu'il se produit une modification dans l'état électrique de l'atmosphère et du globe.

Pendant toute la période qui précède les expériences de Scoutetten tous les médecins hydrologues s'accordent donc à voir une influence électrique dans l'action des eaux minérales, mais, comme je l'ai dit, aucune preuve scientifique ne vient donner à cette hypothèse un semblant de vérité.

Les quelques expériences, qui ont été faites avant lui, ont pour but non pas d'étudier l'état électrique des eaux et par suite les propriétés thérapeutiques qu'elles peuvent acquérir de ce fait, mais bien de voir comment se comportent les eaux minérales lorsqu'on les soumet à l'action d'un courant électrique.

Ces recherches, tout en ayant un rapport éloigné avec le sujet que je traite, n'en sont pas moins intéressantes, et, il est utile de les connaître. Elles ont trait à la décomposition des eaux par pile.

On sait que les eaux douces se décomposent sous l'influence d'un courant électrique d'une façon bien déterminée : deux volumes d'hydrogène se dégagent au pôle négatif et un volume d'oxygène au pôle positif. En 1828, Baumgartner et Marian Roller en expérimentant avec les eaux thermales de Gastein constatèrent que trois volumes d'hydrogène se portaient au pôle négatif et un volume d'oxygène au pôle positif. De plus, la décomposition se faisait dans un temps moitié moindre.

En 1853, Leconte répéta les mêmes expériences avec les eaux d'Enghien et, sans arriver aux mêmes données que les précédents, il trouva, lui aussi, que le rapport de l'oxygène à l'hydrogène n'était pas exactement de un à deux.

M. J. Lefort fit également quelques recherches à l'effet de savoir si l'air qui se dégage des sources n'était pas électrisé, ou mieux ozonisé. « Pour résoudre en partie le problème, dit-il, nous avons exposé du papier ozonométrique à la surface des sources de Royat et de Néris ; mais, nous devons dire que les résultats ont été complètement négatifs ; toujours le papier a conservé sa teinte blanche. »

Tels sont les travaux qui avaient été faits pour étudier les rapports de l'électricité et des eaux minérales. Comme on le voit, l'idée que ces eaux pouvaient tirer de l'électricité leur principale activité est restée jusqu'à Scoutetten à l'état d'hypothèse ne s'appuyant sur aucune base scientifique.

En 1856 Becquerel, dans son *Traité d'électricité et de magnétisme*, étudie les effets électriques produits au contact des eaux douces et des terres adjacentes. Ce travail ayant été le point de départ des recherches de Scoutetten sur les eaux minérales, je ne puis le passer sous silence ; quelques mots suffiront pour en faire connaître les principaux points.

Il commence par poser ce principe qu'au contact de la terre et d'une nappe d'eau ou d'un cours d'eau il y a production d'électricité. Puis, il rapporte plusieurs expériences.

Après avoir rempli une terrine de grès de terre végétale dans laquelle on introduit un diaphragme poreux en porcelaine contenant de l'eau ordinaire, on fait plonger une lame de platine dans le vase poreux et une seconde lame dans la terre, toutes les deux étant en communication avec un galvanomètre très sensible. Dès que le circuit est fermé, il se produit un courant qui fait dévier l'aiguille dans un sens indiquant que la terre est positive et l'eau négative.

Une seconde expérience est faite en plongeant une lame de platine dans la terre de jardin et une autre dans un cours d'eau. Dans ce cas, le résultat est inverse du précédent, l'eau est positive et la terre négative.

Dans une troisième expérience, où il avait placé une électrode dans l'eau d'un puits et l'autre dans une cave en tassant avec soin la terre qui la recouvrait, le sens de la déviation de l'aiguille du galvanomètre indiqua une électricité négative pour l'eau et positive pour la terre.

Pour la première expérience, Becquerel explique, « par la réaction des acides sur les alcalis, les manifestations électriques qui se produisent lorsqu'un vase poreux rempli d'eau ordinaire est enfoui dans la terre végétale contenue dans une terrine de grès ». Mais, il invoque l'existence de courants électriques souterrains pour expliquer les résultats opposés des deux dernières expériences.

Scoutetten, avant de commencer ses recherches sur les eaux minérales, voulut vérifier les conclusions de Becquerel. Après avoir expérimenté plusieurs fois sur différents cours d'eau, rivières ou ruisseaux, il arriva à des résultats identiques, démontrant que l'eau et la terre adjacente sont constamment dans deux états électriques contraires : la terre végétale donne de l'électricité positive au contact de l'eau de fontaine, elle donne de l'électricité négative au contact des cours d'eau adjacents.

Les explications qu'il donne de ces manifestations électriques diffèrent entièrement de celles de Becquerel. Il fait jouer à la présence de l'oxygène un rôle important. S'appuyant sur une loi de physique, il pose ce principe

« que l'électricité positive sera toujours fournie par le corps où l'oxygène libre sera en plus grande proportion.

« Dans la première expérience, en mettant dans un vase de la terre légère de jardin, on emprisonne beaucoup d'air, qui, par suite, contient proportionnellement plus d'oxygène qu'il ne s'en trouve dans l'eau; conséquemment c'est la terre, placée dans cette condition exceptionnelle, qui doit donner l'électricité positive, et l'eau l'électricité négative.

Dans la seconde expérience, l'eau de la rivière contient une notable quantité d'oxygène, la terre, qui a été tassée par les pluies, renferme peu d'air ; par suite, les manifestations électriques sont en sens contraire de celles précédemment observées.

En plongeant une électrode dans un puits, on y retrouve une eau contenant peu ou point d'air en dissolution et l'électricité qu'elle fournit donne le signe négatif, tandis que l'électricité de la terre redevient positive. »

Ce premier point bien établi, Scoutetten voulut voir comment les eaux minérales placées dans les mêmes conditions expérimentales se comportaient dans leurs manifestations électriques au contact des terres adjacentes.

Non content d'opérer avec les eaux d'une même station, il répéta ses expériences avec des eaux de température et de minéralisation différentes. Partout, à Plombières, à Bourbonne, à Luxeuil, à Bains-en-Vosges, à Contrexéville, à Vittel les résultats furent les mêmes ; partout l'eau minérale prit l'électricité négative par rapport à la terre qui était positive.

Au point de vue électrique, les eaux minérales ne se comportent donc pas comme les eaux douces. Tandis que les eaux de la mer, les cours d'eau, les rivières, les ruisseaux donnent une électricité positive en faveur de l'eau par rapport à la terre qui est négative, les eaux minérales prennent au contraire l'électricité négative et la terre devient positive.

Dans leur rapport avec les eaux douces, les eaux thermales prirent également le signe négatif, confirmant ainsi le principe qui veut attribuer la manifestation électrique positive à la présence de l'oxygène. Dès lors, il était facile de prévoir les effets produits par le contact des eaux de différentes sources thermales réagissant les unes sur les autres. En attribuant à la quantité d'oxygène un rôle dans

les réactions électriques, il devenait évident
que l'eau minérale la plus oxygénée serait
positive par rapport à celle dans laquelle ce
gaz serait en plus petite proportion. C'est ce
que Scoutetten put vérifier en opérant dans
plusieurs stations thermales.

Ces expériences sont très intéressantes.
Mais, je ne crois pas devoir insister plus lon-
guement, car, je profiterai de l'exposé de celles que j'ai faites avec les eaux de Néris pour
comparer les résultats et en tirer toutes les
déductions possibles. J'éviterai ainsi des répétitions toujours ennuyeuses.

Scoutetten eut encore l'idée de mesurer
exactement l'intensité des courants déterminés par les eaux minérales. On conçoit l'intérêt que comporterait une semblable étude
faite pour toutes les stations balnéaires. Le
rôle de l'électricité étant admis, l'analyse chimique seule ne suffirait plus pour indiquer les
propriétés curatives des eaux minérales. Il
faudrait encore connaître le degré d'*hydrotimésie électrique* de chaque source : c'est
ainsi qu'il propose d'appeler la méthode qui
a pour but de déterminer la valeur d'une eau
sous le rapport électrique.

Je ne ferai que signaler ses recherches sur les eaux minérales artificielles et sur les effets électriques produits par les eaux au contact du corps humain pendant le bain. Dans ces dernières expériences, la direction du courant indiquait que l'électricité partait de l'eau pour pénétrer dans le corps. J'aurai du reste l'occasion de revenir sur ce sujet.

A la suite de ces travaux, Scoutetten crut pouvoir considérer l'électricité comme la seule et unique cause d'action des eaux minérales. Son ouvrage souleva une polémique violente au sein de la Société d'hydrologie. Fallait-il donc désormais ne plus tenir compte ni de la composition des eaux minérales, ni de leur température, ni de leurs modes d'administration ? Tout en présentant un grand intérêt, les observations de Scoutetten ne permettaient certainement pas d'exclure de prime abord ces divers éléments d'activité. Une pareille conclusion ne peut être admise qu'après avoir été sanctionnée par de nombreuses expériences et des observations plus directement afférentes à la thérapeutique.

Malheureusement, depuis 1865 la question est toujours au même point. Deux ou trois auteurs seulement, parmi lesquels je citerai le Dʳ Lambron (1) et le Dʳ Schnepp (2), ont cherché à vérifier les assertions de Scoutetten et à apporter leur quote-part d'observations.

Les expériences dont je vais commencer l'exposé ne permettront certes pas encore de formuler une conclusion définitive. Je crois, en effet, qu'il est plus sage d'attendre de nouvelles données, et, pour le moment, je m'en tiendrai autant que possible à la simple constatation des faits.

(1) *Études expérimentales sur le dégagement d'électricité par les eaux sulfureuses de Bagnères-de-Luchon.* Paris, 1865.

(2) *De l'action électrique des eaux minérales sulfureuses de Bonne et d'Eaux-Chaudes sur l'économie vivante.* Communication à l'Académie des sciences, 30 mai 1865.

PARTIE EXPÉRIMENTALE

Tous les médecins hydrologues, depuis les
expériences de Scoutetten, ne sont pas trop
éloignés d'accorder à l'électricité un rôle dans
l'activité des eaux minérales. Tout en accep-
tant la vraisemblance d'une pareille hypothèse,
ils prétendent néanmoins que la question n'est
pas assez mûre et que d'autres expériences
sont nécessaires. Mais, depuis trente ans, on
dirait qu'ils prennent un véritable plaisir à
laisser planer sur cet intéressant sujet une
sorte de mystère; depuis 1865, personne n'a
repris les recherches de Scoutetten et pas un
fait nouveau n'est venu confirmer ou infirmer
les résultats déjà acquis.

Cependant, on ne peut pas espérer arriver
du premier coup à la découverte de la vérité.
Il faut des expériences variées et souvent ré-
pétées pour dégager quelques-unes des lois
qui régissent les manifestations électriques
faisant l'objet de cette étude. Lorsque les
documents seront très nombreux, il suffira
peut-être de comparer les résultats, de les
coordonner, de les classer, pour éclairer d'un

jour nouveau ce point délicat de médecine thermale et pour connaître toute la vérité sur les eaux minérales. En attendant, que chacun apporte son contingent d'observations : le sujet en vaut la peine.

Les expériences qui vont suivre ont surtout été faites dans un but de contrôle. Il m'a paru intéressant de rechercher si les eaux de Néris se comportaient au point de vue électrique, comme celles de Plombières, de Luxeuil, de Vittel, de Contrexéville, etc... J'ai donc répété les expériences de Scoutetten et j'en ai institué de nouvelles. Je vais commencer par les décrire et les grouper, laissant pour ainsi dire les faits parler d'eux-mêmes. Puis, après l'exposé expérimental, j'essaierai de les expliquer et d'en tirer toutes les conclusions possibles.

L'instrument dont je me suis servi dans ces diverses expériences est le galvanomètre connu sous le nom de galvanomètre de Nobili. Il fallait un appareil extrêmement sensible pour constater la présence de courants aussi faibles. Celui-ci, en raison de son système astatique, était parfaitement propre à cette étude ; c'était en outre avec un galvanomètre semblable que Scoutetten avait fait ses expériences. Je devais donc, pour pouvoir comparer les résultats, me placer autant que possible dans les mêmes conditions opératoires où il s'était placé. Le fil métallique entouré de soie faisait dix mille tours sur le châssis du multiplicateur. Les fils conducteurs en cuivre d'une longueur d'un mètre environ et d'un diamètre de près d'un millimètre étaient recouverts de gutta-percha et de soie. Les électrodes consistaient en deux lames de platine de cinq centimètres de long sur un centimètre de large. Un vase en grès et un vase poreux en porcelaine complétaient l'outillage.

Une fois en possession de tout ce matériel, pour me rendre compte et du bon fonctionnement de mon galvanomètre et de sa sensibilité, je fis les expériences préparatoires suivantes :

I. — Après avoir placé mon appareil dans l'orientation magnétique, l'aiguille étant bien au zéro, je fais plonger mes deux électrodes de platine dans un vase contenant de l'eau de fontaine. Pendant tout le temps de l'immersion, l'aiguille ne dévie pas. Le platine n'étant pas attaqué il ne se produit aucun courant pendant la fermeture du circuit.

II. — Mon appareil se trouvant dans les mêmes conditions que précédemment, j'attache le crayon de zinc d'une pile au bisulfate de mercure au fil de cuivre qui aboutit à la borne du côté gauche de mon galvanomètre ; au fil de cuivre qui se rend à la borne du côté droit, je mets le charbon du même couple.

Ces deux électrodes n'ayant jamais servi, avant de les plonger dans l'eau, j'établis le contact entre le charbon et le zinc, et, c'est à peine si l'aiguille oscille autour du zéro où elle se maintient. Lorsque je ferme le circuit en les plongeant dans le vase contenant de l'eau de fontaine, l'aiguille va buter avec force contre la borne gauche et s'y fixe de suite.

L'expérience inverse, avec le charbon à la borne gauche et le zinc à la borne droite, donne des résultats inverses. L'aiguille dévie à droite avec violence.

Ces deux expériences sont intéressantes à plusieurs points de vue.

La première démontre le bon fonctionnement de l'appareil puisqu'il faut absolument un dégagement d'électricité pour obtenir une déviation de l'aiguille du galvanomètre.

La seconde, tout en confirmant la première me prouve la grande sensibilité du galvanomètre et me donne une indication précieuse pour les expériences qui vont suivre. Elle

montre, en effet, que l'aiguille de mon multiplicateur dévie toujours du côté du zinc ; et,
comme on sait que le zinc, plus facilement
attaquable que le charbon, prend la tension
négative, lorsque ces deux corps sont plongés
dans un même liquide acidulé, je pourrai
désormais, par le sens de la déviation, reconnaître dans chaque expérience la tension res-
pective des deux corps en présence. Lorsque
l'aiguille déviera à gauche, le corps qui sera
en contact avec le fil conducteur du côté gauche prendra le signe négatif par rapport à
l'autre qui sera positif, et inversement.

Ceci bien établi, je vais commencer la des-
cription des diverses expériences auxquelles
j'ai soumis les différentes eaux de Néris.

**1° Des effets électriques produits par les eaux
de Néris (eaux douces et eaux minérales)
au contact des terres adjacentes.**

On sait qu'à Néris, en dehors des eaux
thermales, il n'y a ni eau de source, ni eau
de fontaine. Les habitants se servent pour leurs
usages domestiques d'eau de puits. Pour cette
raison, j'ai tenu à commencer la série de mes

expériences par la recherche des manifestations électriques se produisant au contact des
eaux de puits et de la terre.

Expérience I

Eau de puits et terre de jardin.

Pour cette expérience, j'ai mis dans un vase
en grès de la terre végétale au milieu de laquelle j'ai introduit un vase poreux contenant
l'eau d'un puits situé dans ma cave.

Après avoir attaché mes deux électrodes de
platine aux fils conducteurs de mon galvanomètre, je fais plonger dans l'eau celle qui
aboutit à la borne droite, et, j'enfonce dans la
terre celle de gauche. Aussitôt que le circuit
est fermé, l'aiguille dévie très lentement, du
côté droit, vers le 50° du cadran pour revenir
immédiatement vers le 20° où l'aiguille paraît
vouloir rester.

Pour compléter l'expérience, je mets dans
la terre l'électrode qui était dans l'eau, et vice
versâ. Immédiatement la déviation a lieu à
gauche vers le 50° pour revenir de suite entre
le 15° et le 20° où l'aiguille se maintient un
moment.

Devant établir plus tard une comparaison

avec les eaux chaudes, j'ai répété cette expérience en faisant chauffer l'eau de puits à 45°. Dans ce cas, la déviation a eu lieu brusquement à droite au 75° ; mais, l'aiguille descend rapidement, et, après un léger temps d'arrêt au 30°, elle se fixe au 20° tout en manifestant une légère tendance à descendre.

J'ai également employé l'eau du puits de la places des Thermes et les résultats ont été les mêmes. *L'eau de puits prend la tension négative et la terre la tension positive.*

Expérience II

Eau minérale du puits de la Croix et terre de jardin.

Dans cette expérience, après avoir renouvelé la terre végétale et remplacé l'eau de puits par l'eau minérale du puits de la Croix (36°), je mets dans l'eau, l'électrode de platine attachée à la borne droite du galvanomètre, et dans la terre, celle du côté gauche.

Immédiatement l'aiguille dévie à droite sans secousse et vient se placer au 65° du cadran. Elle met cinq minutes pour descendre au 55° où elle stationne longtemps et il lui faut un quart d'heure pour descendre au 50° où elle reste un temps infini.

Las d'attendre le retour de l'aiguille au zéro, je termine cette expérience et je la répète avec les mêmes éléments, mais en intervertissant mes électrodes ; la déviation se produit à gauche avec les mêmes phases que dans l'expérience précédente.

Ainsi, dans son contact avec la terre de jardin, *l'eau minérale du puits de la Croix prend comme l'eau ordinaire le signe négatif par rapport à la terre qui reste positive.*

Expérience III

Eau minérale du puits César avec la terre adjacente.

Après avoir placé mon galvanomètre dans l'orientation magnétique, l'aiguille restant bien au zéro, j'attache une de mes lames de platine à un fil de cuivre de 9/10 de millimètre de diamètre. La longueur du fil est de dix mètres et va jusque sur la route. Je fais enlever la couche de cailloux qui recouvre la route, et j'enfonce mon électrode en ayant soin de bien tasser la terre qui l'entoure. Je la mets ensuite en communication avec la borne gauche du galvanomètre. L'autre électrode qui doit être plongée dans l'eau est en communication avec la borne droite par un fil de cuivre de même diamètre, mais de trois mètres de long seulement.

Dès que mon aide fait plonger la lame de platine dans l'eau du puits César, l'aiguille va buter plusieurs fois contre l'arrêt du côté droit du cadran. Après plusieurs oscillations, elle vient se fixer au 80°, y reste longtemps, descend ensuite très lentement au 70° puis au 60°. Après avoir attendu plus de cinq minutes, je termine l'expérience qui a duré près d'un quart d'heure.

Comme contrôle, j'intervertis les points d'attache de mes électrodes, et la déviation se produit violemment à gauche.

Par conséquent, *l'eau du puits César est négative au contact de la terre adjacente qui est positive.*

Expérience IV

Eau du ruisseau de Tiouleroux avec la terre adjacente.

Le ruisseau de Tiouleroux est un tout petit ruisseau qui coule dans une vallée profonde, près de Néris. La veille du jour où j'ai fait cette expérience il avait plu abondamment; aussi, le courant était-il beaucoup plus fort qu'à l'ordinaire.

Le thermomètre marquait 5° centigrades, et le baromètre 734 millimètres. Le vent soufflait avec violence.

Après avoir pris toutes les précautions habituelles : fixation du galvanomètre dans une position bien horizontale, orientation dans le méridien magnétique, j'attache mes électrodes de platine aux bornes de l'appareil avec les fils conducteurs qui m'ont servi dans l'expérience précédente. Au moment de commencer, je m'aperçois que, malgré l'orientation, malgré la position horizontale de l'instrument, malgré toutes les précautions contre le vent, l'aiguille oscille de une à deux divisions, tantôt à droite, tantôt à gauche du zéro, sans jamais s'y fixer.

Malgré cette instabilité de l'aiguille, je n'hésite pas à poursuivre l'expérience en m'entourant de toutes les garanties possibles. Je fais plonger mon électrode droite dans l'eau, et j'enfonce dans la terre, à dix mètres du ruisseau, l'électrode gauche. Immédiatement l'aiguille dévie à droite avec force.

Pour me rendre bien compte si telle devait être la direction du courant, je retire de l'eau ma lame de platine pour laisser revenir l'aiguille au zéro. J'attends quelques instants et l'aiguille oscille toujours autour du zéro. Je profite alors du moment où l'aiguille a tendance à se diriger à gauche pour plonger dans l'eau mon électrode. Vivement l'aiguille revient sur elle-même et va buter avec force contre l'arrêt droit.

Plusieurs fois, dans la même soirée, j'ai répété cette expérience et à des endroits différents ; et, toujours le sens de la déviation m'a indiqué *une tension négative pour l'eau du ruisseau et une tension positive pour la terre.*

En comparant ces diverses expériences avec celles de Becquerel et de Scoutetten, on voit que les conclusions des trois premières concordent avec celles de ces deux auteurs, mais que le résultat de la quatrième diffère complètement de celui qu'ils ont annoncé. J'ai dit, en effet, que, d'après Scoutetten, l'eau des rivières, des ruisseaux, des nappes d'eau donce, prenait le signe *positif* au contact de la terre adjacente; or, dans notre expérience au ruisseau de Tiouleroux, l'eau était *négative*.

A quelle cause attribuer cette différence ?
Faut-il tenir compte des conditions atmosphé-
riques du moment, et, par suite, considérer
comme inexacte cette quatrième expérience ?
Ce n'est pas notre avis.

J'ai répété plusieurs fois les différents temps
de l'expérience en prenant toutes les précautions contre le vent. Chaque fois, j'ai profité
du moment où l'aiguille avait tendance à osciller
à gauche pour faire plonger dans l'eau l'électrode droite et immédiatement l'aiguille reve-
nait à droite, me donnant chaque fois la même
tension électrique. Mais, en raison de l'instabilité de l'aiguille, je ne crois pas devoir
indiquer les degrés mesurant l'intensité du
courant.

Il est très difficile de donner une explication satisfaisante de ce résultat contradic-
toire. Peut-on voir là, un effet de la pluie
tombée la veille ? On sait, d'après Boussin-
gault, que l'eau de pluie renferme plus d'ammoniaque que les eaux de source et de rivière.
Or, dans ce cas particulier, l'eau du ruisseau
de Tiouleroux qui coule dans une vallée profonde, n'avait peut-être pas eu le temps de
perdre une partie de ces sels d'ammoniaque
(nitrate et carbonate) qu'elle pouvait contenir ;

et, par suite, il peut se faire que ces sels, contrebalançant par leur présence l'action de l'oxygène, aient contribué dans une certaine mesure à donner à l'eau une tension négative. Faut-il plutôt admettre une erreur de la part de mes devanciers ? Mystère à éclaircir !

Je dois toutefois faire remarquer que Becquerel et Scoutetten ont opéré sur des fleuves, de grandes rivières. Ne pouvant me trouver exactement dans les mêmes conditions expérimentales, je crois qu'il est préférable d'attendre de nouvelles recherches, avant de rejeter les conclusions de ces deux expérimentateurs. Mais, jusqu'à nouvel ordre, en raison de toutes les précautions opératoires que j'ai prises, je n'en admettrai pas moins comme véritable, le résultat obtenu dans ma quatrième expérience.

Nous pouvons donc tirer de ces faits les conclusions suivantes :

Les eaux douces (de puits et de ruisseau) et les eaux thermales de Néris-les-Bains donnent au contact des terres des manifestations électriques ; *les eaux prennent le signe négatif et les terres le signe positif.*

Mais, si les eaux douces et les eaux minérales ont la même tension négative, et se comportent de la même façon, elles présentent cependant une différence au point de vue électrique et cette différence tient à l'intensité des courants. Il suffit de jeter un simple coup d'œil sur les expériences précédentes, pour constater que l'intensité des réactions électriques développées au contact des terres, est beaucoup plus considérable avec les eaux minérales qu'avec les eaux douces, même après avoir élevé ces dernières à la température des eaux chaudes.

Les expériences ultérieures ne feront d'ailleurs que confirmer cette assertion.

2° Des effets électriques produits par le contact des différentes eaux entre elles (eaux douces et eaux minérales).

Expérience V

Eau de puits et eau distillée.

L'eau de puits est dans le vase en grès, en communication avec la borne gauche du galvanomètre, l'eau distillée dans le vase poreux avec la borne droite. La température des deux liquides est de 14° centigrades. Dès que

le circuit est fermé la déviation a lieu à droite
ver le 10° du cadran, puis l'aiguille revient
au zéro, passe à gauche vers le 10°, revient
lentement au zéro, remonte à gauche vers le
8°, se fixe un moment au 5° gauche, mais
manifeste au bout d'un instant une légère
tendance à descendre encore.

L'expérience de contrôle donne les mêmes
résultats qui, comme on le voit, sont pour
ainsi dire nuls. C'est à peine si la différence
de tension entre les deux liquides, permet à
l'eau de puits de prendre le signe négatif.

Expérience VI

*Eau minérale du puits de la Croix et eau
distillée.*

L'eau minérale du puits de la Croix (41°) se
trouve dans le vase en grès, l'eau distillée (14°)
dans le vase poreux. L'eau minérale est en
contact avec la borne gauche, l'eau distillée
avec la droite.

Je fais plonger mes deux électrodes respec-
tivement dans chacun des liquides, et immédiatement l'aiguille dévie au 45° gauche, descend très lentement au 30° et remonte au 35°
où elle reste un instant. Puis reprenant sa

course rétrograde, elle revient lentement au 30° où elle paraît vouloir rester très long-temps.

Dans cette expérience, l'eau minérale prend une tension négative considérable par rapport à l'eau distillée. Or, nous avons vu, dans l'expérience précédente, que les réactions électriques de l'eau de puits au contact de l'eau ordinaire étaient nulles. Il nous a paru intéressant de rechercher si cette déviation obtenue avec l'eau minérale n'était pas due à la différence de température des liquides, et par suite à un courant thermo-électrique. Pour cela, nous avons élevé la température de l'eau de puits à 45° et nous avons opéré avec cette eau et l'eau distillée comme nous venions de le faire avec l'eau minérale.

Expérience VII

Eau de puits à la température de 45° et eau distillée (14°).

L'eau de puits, chauffée à 45° et versée dans le vase en grès, communique avec le fil conducteur du côté gauche ; l'eau distillée, dans le vase poreux, est en contact avec le fil du côté droit.

A la fermeture du circuit, la déviation a lieu rapidement à droite au 20° pour revenir aussi rapidement vers le zéro. L'expérience répétée en intervertissant mes électrodes donne un résultat identique.

La déviation, qui se produit dans cette expérience, doit tenir à un courant thermo-électrique d'une durée insignifiante qui donne pendant une seconde une tension négative à l'eau distillée. Mais l'équilibre se rétablit pour ainsi dire instantanément.

Ces diverses expériences font encore ressortir ce fait indéniable, sur lequel Scoutetten n'a pas assez insisté, et qui nous prouve que l'intensité des manifestations électriques se trouve toujours en faveur de l'eau minérale. Mais, poursuivons cette étude.

Expérience VIII

Eau minérale du puits de la Croix et eau de puits.

Je verse l'eau minérale du puits de la Croix (40°) dans le vase en grès et l'eau de puits (15°) dans le vase poreux. Puis, j'établis le contact, en faisant plonger l'électrode droite dans l'eau minérale, et l'électrode gauche dans l'eau de puits. Aussitôt, l'aiguille atteint le 30° droit, oscille du 15° au 25° où elle se maintient un instant ; puis, redescend au 15° et s'y fixe très longtemps sans aucune tendance à revenir au zéro.

Expérience IX

Eau minérale du puits de la Croix refroidie et eau de puits.

L'eau minérale du puits de la Croix est restée pendant vingt-quatre heures exposée à l'air. Au moment de l'expérience sa température est de 15° centigrades ; le thermomètre plongé dans l'eau de puits marque également 15°. L'eau minérale est dans le vase poreux en relation avec la borne droite, l'eau de puits dans le vase en grès avec la borne gauche.

A la fermeture du circuit, l'aiguille monte au 70° droit ; puis, après plusieurs oscillations allant du zéro au 30° droit, elle vient définitivement se fixer au zéro.

Cette expérience nous montre que l'eau minérale, après une simple exposition à l'air pendant vingt-quatre heures, perd la plus grande partie de ses propriétés électriques.

On pourrait être tenté de croire que l'absence de déviation dans cette expérience tient à l'égalité de température des deux liquides. Car, nous ne tenons aucun compte des premières oscillations de l'aiguille mais bien de sa fixité ; et, dans ce cas, l'aiguille revient très rapidement au zéro où elle reste immobile, nous montrant par là, que s'il se produit au contact de ces deux eaux une réaction électrique, elle est de courte durée et disparaît presque instantanément.

Il n'en est pas ainsi dans l'expérience VIII. L'aiguille, après plusieurs oscillations, se fixe au 15° et s'y maintient très longtemps. Cette déviation, est le témoignage d'une manifestation électrique dont il faut absolument tenir compte, en raison de son intensité, de sa constance et de sa longue durée. Pour bien établir qu'elle n'est pas due à la production d'un courant thermo-électrique, je fais immédiatement la contre-expertise suivante.

Expérience X

Eau de puits à la température de 45° et eau de puits à 15°.

L'eau de puits chaude est dans le vase en grès et en contact avec la borne gauche ; l'eau de puits froide dans le vase poreux communique avec la borne droite. Il se produit à la fermeture du circuit une déviation lente vers le 5° droit du cadran, puis immédiatement l'aiguille revient au zéro.

L'épreuve de contrôle donne à peine un déplacement de un à deux degrés à gauche, l'aiguille se fixe de suite au zéro.

Dans cette expérience, nous avons opéré, il est vrai, avec la même eau, mais nous avions entre chaque vase une différence de température considérable : d'un côté 45°, de l'autre 15°. Malgré cela, c'est à peine si nous avons obtenu un faible déplacement de l'aiguille indicatrice. En revenant de suite au zéro, elle nous montre que ces deux eaux n'ont aucune réaction électrique l'une sur l'autre, et que la déviation, en raison de son peu d'intensité et de son peu de durée, ne peut être attribuée qu'à la formation d'un courant thermo-électrique. Elle nous montre également que si l'inégalité de température entre deux eaux peut suffire à produire une légère déviation de l'aiguille, celle-ci est tellement insignifiante qu'elle ne pourra dans aucun cas être une cause d'erreur dans nos recherches.

Aussi, je crois que nous pouvons dès

maintenant formuler la conclusion suivante :

Deux eaux de même nature, en agissant l'une sur l'autre, ne produisent pas de manifestations électriques.

Les expériences suivantes confirmeront cette assertion. Mais, en passant, je crois qu'il est nécessaire d'insister de nouveau, sur l'intensité et la constance du courant, qui se produit chaque fois que je fais agir l'eau minérale sur une eau quelconque.

Expérience XI

Eau minérale du puits de la Croix à 15° et eau minérale du puits de la Croix à 45°.

L'eau minérale refroidie est dans le vase en grès et en contact avec la borne gauche : l'eau minérale chaude dans le vase poreux se trouve en communication avec la borne droite.

La déviation a lieu lentement jusqu'à l'arrêt gauche ; puis, l'aiguille revient au zéro où elle reste. En changeant les électrodes l'aiguille ne bouge pas.

Donc entre ces deux eaux de même nature pas de réactions électriques proprement dites. Le courant thermo-électrique qui se développe dans cette expérience ainsi que dans la précédente donne une tension négative en faveur de l'eau la plus froide. De plus, l'absence de déviation dans l'expérience de contrôle montre également que ces deux eaux, après s'être mises rapidement en équilibre au point de vue de la température, ne réagissent pas l'une sur l'autre.

Expérience XII

Eau minérale du puits de la Croix (43°).
Eau de puits chauffée à 43°.

La déviation dans cette expérience donne le signe négatif à l'eau minérale, l'aiguille marque 30°, y reste un instant, puis descend lentement vers le 10° où elle se maintient.

Ainsi, dans cette expérience, il se produit entre l'eau minérale et l'eau de puits, malgré l'égalité de température des deux liquides, un courant électrique continu qui nous prouve surabondamment qu'il existe entre ces deux eaux quelque chose qui les distingue l'une de l'autre. Ce ne sont pas les principes minéralisateurs seuls qui établissent la distinction. Nous avons vu, en effet (expérience IX) que ces deux mêmes eaux, également à une même température, ne produisent pas l'une sur l'autre de réactions électriques lorsqu'on laisse l'eau minérale exposée à l'air seulement pendant vingt-quatre heures. Et cependant, l'eau minérale refroidie contient tous les mêmes sels que l'eau minérale sortant du puits. Il faut donc forcément, pour expliquer cette différence dans les réactions galvanométriques, que l'eau minérale, en dehors de ses principes minéralisateurs, possède immédiatement à sa sortie de la source, une propriété spéciale qui contribue à la distinguer des eaux ordinaires.

Expérience XIII

Eau minérale du puits de la Croix et eau minérale du puits César.

Ces deux eaux ramenées à la température de 40° centigrades, se trouvent placées, l'eau de la Croix dans le vase en grès et à gauche, l'eau du puits César dans le vase poreux et à droite.

L'aiguille dévie aussitôt à droite vers le 10°, revient au zéro, passe au 15° gauche, puis, après plusieurs oscillations légères se fixe au zéro, mais avec tendance à rester à la droite du zéro.

Si nous ne savions déjà, par l'analyse chimique, que les mêmes principes minéralisateurs se trouvent dans les eaux de ces deux puits à des doses approximativement égales, cette absence de réactions électriques nous ferait soupçonner la nature similaire de ces eaux. Bien plus, il nous semble que nous pouvons voir dans cette expérience la confirmation de l'opinion des chimistes qui prétendent que les eaux thermales des différents puits de Néris proviennent d'une même nappe d'eau souterraine.

3° De l'intensité des courants électriques déterminés par les eaux de Néris (eaux douces et eaux minérales).

Nous venons de voir que toutes les eaux de Néris (eaux douces et eaux minérales) produisent dans leur contact entre elles ou avec les terres adjacentes des courants électriques d'une intensité qui paraît variable d'après les expériences précédentes. Il importait donc de vérifier si réellement cette intensité variait avec chaque espèce d'eau, et de constater dans quelles proportions et en faveur de quelle eau elle pouvait varier.

Les expériences qui précèdent ne permettent pas de déterminer exactement l'intensité de ces courants et par suite de classer les différentes eaux suivant leur valeur électrique. Pour arriver à formuler à ce sujet des conclusions offrant un réel intérêt scientifique, il fallait opérer chaque fois avec un liquide étalon d'une composition chimique constante afin que les résultats obtenus pussent être comparables.

J'ai choisi pour ces expériences le même liquide que Scoutetten : l'iode dissous dans l'eau distillée.

« Ce réactif offre plusieurs avantages incontestables ; d'abord, on sait que l'eau ne dissout l'iode que dans la proportion de $\frac{1}{0,007}$ environ de son poids ; ainsi, 1000 gr. d'eau distillée dissoudraient 0 gr. 14 d'iode ; cette proportion, quoique très faible, rend le liquide suffisamment actif.

Cette dissolution offre quelques avantages faciles à comprendre. Voici, en effet, ce qui se produit : lorsque le courant électrique est établi dans la pile liquide, l'eau se décompose, l'hydrogène naissant se combine avec l'iode, forme de l'acide iodhydrique, la lame de platine ne se polarise pas, ou du moins très faiblement, et le courant reste constant pendant un temps suffisant pour en apprécier l'intensité.

Cette dissolution a besoin d'être renouvelée assez fréquemment, car elle ne tarde pas à s'affaiblir par la vaporisation d'une partie du métalloïde, et à modifier son action par la formation de l'acide iodhydrique résultant de la combinaison de l'hydrogène avec l'iode. »

Cette méthode, qui consiste à mesurer l'intensité des courants déterminés par les eaux minérales, a reçu le nom d'*hydrotimésie électrique*, mots qui, d'après l'étymologie grecque, signifieraient estimation, vérification de l'eau sous le rapport électrique.

Scoutetten l'a employée pour faire un examen comparatif des eaux minérales transportées avec les mêmes eaux puisées à la source. Je m'en suis servi pour étudier les réactions des eaux douces et des eaux minérales de Néris.

Pour éviter toute cause d'erreur, j'ai eu la précaution de ramener à une température identique les eaux soumises à l'expérience. Malgré cela, j'ai tenu également à étudier les courants développés par les eaux à leur température normale au contact de l'eau iodée.

Les résultats concordent parfaitement, avec cette différence que la déviation de l'aiguille du galvanomètre est encore beaucoup plus considérable avec les eaux thermales à leur température initiale. Cela tient peut-être un peu à la formation d'un courant thermo-électrique ; mais, j'ai montré qu'il ne fallait presque pas tenir compte de ce dernier. Je crois plutôt, que cette augmentation dans l'intensité du courant, résulte de ce que l'expérience a lieu immédiatement au sortir de la source, à un moment où l'eau minérale n'a pas encore eu le temps de perdre une partie de ses propriétés essentielles.

Pour éviter des répétitions, je donnerai seulement les expériences dans lesquelles les eaux ont été ramenées à la température uniforme de 20° centigrades.

Expérience XIV

Eau distillée 20°. *Eau iodée* 20°.

Ces deux liquides étant tous les deux à la température de 20° centigrades, je place l'eau distillée dans le vase en grès et l'eau iodée dans le vase poreux. Dans toutes les expériences qui vont suivre, l'eau, dont je recherche la valeur électrique, sera toujours dans le vase en grès en communication avec la borne gauche, le liquide étalon dans le vase poreux et en communication avec la borne droite.

Aussitôt que le circuit est fermé, l'aiguille vient buter contre l'arrêt gauche, descend au 30°, remonte au 60°, puis se fixe un bon moment au 40°. Elle descend ensuite au 35° et enfin au 30°, où elle se maintient très longtemps, mais avec une légère tendance à descendre.

Expérience XV

Eau de fontaine 20° *et eau iodée* 20°.

L'eau de fontaine a été prise à Commentry. C'est l'eau provenant de la Chavantière, une des meilleures sources de la contrée.

La fermeture du circuit donne une forte déviation à gauche jusqu'à l'arrêt. Après plusieurs oscillations, l'aiguille s'arrête au 40°, puis au 35°, et enfin au 30° où, après s'être maintenue pendant près de dix minutes, elle manifeste une tendance à descendre.

Expérience XVI

Eau de rivière 20° et eau iodée 20°.

Cette fois encore, le résultat est identique à celui des deux expériences précédentes, c'est-à-dire que l'aiguille après avoir touché l'arrêt, fait plusieurs oscillations avant de se fixer au 40°, pour redescendre lentement au 35°, s'y fixer un instant et finir par se maintenir faiblement au 30°.

Expérience XVII

Eau de puits 20° et eau iodée 20°.

Dans cette expérience, l'eau de puits est en contact avec la borne droite. Aussi la déviation a-t-elle lieu à droite. L'aiguille fait plusieurs oscillations jusqu'à l'arrêt, s'arrête une seconde au 70° et descend assez vite au 40°, puis au 25°. A ce moment elle oscille entre le 25° et le 30° pendant près de cinq minutes.

Expérience XVIII

*Eau minérale du puits de la Croix 20° et
eau iodée 20°.*

Je laisse refroidir l'eau minérale du puits de

la Croix et lorsque la température est à 20° centigrades, j'enfonce mon vase poreux contenant
l'eau iodée et immédiatement je ferme le circuit.

La déviation a lieu avec violence. L'aiguille
touche plusieurs fois l'arrêt, puis se fixe au
85°, où elle reste très longtemps, descend
lentement au 80°, y stationne ainsi qu'au 75°
et tout lentement vient se fixer définitivement
au 70° où elle menace de s'éterniser.

Ainsi, il nous est facile, dès maintenant,
de comparer l'intensité des courants. Tandis
que l'eau distillée et les eaux de puits, de
source et de rivière, à la température de
20° centigrades produisent des réactions électriques se manifestant par une déviation à
peu près constante de 30° au cadran du galvanomètre, l'eau minérale du puits de la
Croix, ramenée à une température identique,
détermine un courant beaucoup plus fort,
puisque l'aiguille se maintient d'une façon
fixe et invariable au 70°.

L'expérience, reproduite avec l'eau minérale au moment où elle vient d'être puisée et
avec sa température à peu près initiale, donne
des résultats beaucoup plus probants. Je

crois intéressant de décrire complètement les différentes phases de l'expérience.

Expérience XIX

Eau minérale du puits de la Croix 40° et eau iodée 20°.

L'eau minérale étant en contact avec la borne droite, il se produit plusieurs oscillations violentes jusqu'à l'arrêt. Alors, l'aiguille se fixe au 85° droit et y reste très longtemps ; puis, bien lentement elle descend au 80°, où, après être restée plus de dix minutes, elle manifeste une légère tendance à descendre.

L'expérience a duré beaucoup plus que la précédente et malgré cela, l'aiguille s'est maintenue à une division beaucoup plus élevée.

Je crois qu'il serait superflu d'insister, les faits parlant d'eux-mêmes.

En opérant avec l'eau de puits à sa température normale, c'est-à-dire à 14°, la réaction est un peu moins forte qu'avec la même eau chauffée à 20° ; l'aiguille reste au 25° du cadran. Il y a lieu de tenir compte des changements moléculaires produits par l'élévation de température.

Nous venons de voir quelle était l'intensité du courant déterminé par les eaux minérales ; nous venons de constater que cette intensité seule pouvait permettre de distinguer une eau minérale d'une eau ordinaire. Mais, un autre point de la question restait à résoudre. Scoutetten, dans son examen comparatif des eaux minérales transportées avec les mêmes eaux prises à la source, avait constaté que ces eaux perdaient, après leur sortie de la source et malgré tous les soins pris pour leur bonne conservation, une grande partie de leur valeur électrique. Il ajoutait même, que, sous ce rapport, l'eau minérale redevenait une eau ordinaire n'ayant pas plus d'activité que l'eau de rivière. Je fis alors l'expérience suivante :

EXPÉRIENCE XX

Eau minérale du puits de la Croix et eau iodée.

L'eau minérale dont je me suis servi dans cette expérience avait été mise en bouteille sept jours auparavant. Après l'avoir fait chauffer sur une lampe à alcool jusqu'à la température de 20° centigrades, je la mets en contact avec l'eau iodée (20°).

Aussitôt, l'aiguille fait plusieurs oscillations à l'arrêt, puis, descend immédiatement au 70° où elle se maintient un moment, et, continuant sa marche rétrograde, passe lentement par le 65°, le 60°, le 55°, s'arrête au 50° et finalement se fixe au 40° où elle reste.

Dans cette expérience, je n'ai pas fait comme Scoutetten qui opérait sur les eaux transportées avec leur température du moment, sans la modifier d'aucune sorte. J'ai tenu, au contraire, pour mieux établir la comparaison, à porter à 20° centigrades l'eau minérale dont la température était alors de 14°, en la faisant chauffer sur une lampe à alcool. Malgré ce changement, je n'en ai pas moins obtenu un écart considérable dans l'intensité des réactions électriques.

En nous reportant à l'expérience XVIII, nous voyons, en effet, que l'eau minérale ramenée à 20° *par simple refroidissement,* nous donne une déviation constante de 70°, tandis que l'eau minérale, en bouteille depuis quelques jours, et portée elle aussi à 20°, mais *artificiellement et au moyen d'une lampe à alcool,* nous donne une intensité se marquant par 40°. Nous avons donc une différence de trente degrés en faveur de l'eau minéralé refroidie, de quarante degrés pour l'eau minérale immédiatement à la sortie de la source (expérience XIX), et cela, sept jours seulement après la mise en bouteille. Il ne faut donc pas s'étonner si les résultats de Scoutetten sont encore bien inférieurs aux nôtres ; car je dois dire qu'il opérait sur des eaux embouteillées et cachetées depuis sept mois.

De tout cela, il se dégage un fait indiscutable et sur lequel nous ne saurions trop insister : *les eaux minérales perdent une partie de leur activité quelques instants après leur sortie de la source.*

A ce moment, elles possèdent une activité spéciale qui provoque de violentes réactions électriques sur les corps avec lesquels elles sont mises en contact, mais qui diminue rapidement et finit par disparaître. Dès lors, comme dit Scoutetten, « elles n'ont plus d'autre valeur que celles qu'elles peuvent devoir aux substances médicamenteuses qu'elles contiennent ».

Eh bien, que faut il penser de toutes ces eaux minérales chaque jour livrées à la consommation ? quelle est en somme leur véritable valeur thérapeutique ? Peut-on ajouter foi, un seul instant, à toutes ces réclames pompeuses qui font entrevoir au malade la possibilité de se traiter chez lui aussi bien qu'à la station ?

Non, il ne peut plus y avoir de doute à cet égard. Ce que l'observation clinique avait fait pressentir, l'expérience précédente vient de l'établir d'une façon formelle : les eaux minérales perdent par le transport une propriété spéciale, une propriété peut-être essentielle. Il ne faut donc pas leur demander à domicile les mêmes vertus curatives qu'à la source. En raison des principes qu'elles contiennent, on peut voir dans les eaux à forte minéralisation, un médicament utile, préférable de beaucoup à toute composition artificielle, mais il faut s'arrêter là et ne pas vouloir chercher à obtenir avec ces eaux les mêmes effets que ceux produits par une véritable cure thermale.

L'observation suivante rapportée par Guersent (1) semble indiquer qu'on peut rendre aux eaux minérales transportées une partie de leur activité.

« Quelques faits me portent à croire que certaines eaux thermales chaudes, transportées loin de la source, peuvent reprendre

(1) *Eaux-minérales*. Art. du Dictionnaire de médecine en 30 volumes, t. XI, p. 94, Paris, 1835.

leurs propriétés primitives quand on les plonge dans une eau thermale échauffée par le calorique terrestre, au lieu de les réchauffer artificiellement au bain-marie, comme on le fait ordinairement. Un de mes clients, excellent observateur, et qui fait depuis plus de vingt ans un usage fréquent des eaux de Balaruc, pour combattre une paralysie du bras droit, et qui les a souvent prises, soit à la source, soit à Paris, avait remarqué, comme tous ceux qui font usage des eaux de Balaruc, qu'elles étaient beaucoup plus purgatives lorsqu'il les prenait à Balaruc même, que lorsqu'il les faisait venir à Paris.

Étant allé recevoir des douches à Plombières, je lui conseillai de faire usage des eaux de Balaruc en boisson pendant qu'il se ferait doucher avec les eaux de Plombières. Il eut alors l'idée de faire chauffer les eaux de Balaruc, qu'il avait apportées de Paris dans la source la plus chaude de Plombières, au lieu de les faire chauffer au bain-marie, comme à l'ordinaire, et il remarqua avec surprise que les eaux de Balaruc, chauffées de cette manière, le purgeaient tout aussi bien que quand il les avait prises à la source même.

Il communiqua son observation à deux autres malades, qui firent également usage des eaux de Balaruc, chauffées dans l'eau de Plombières, et qui en éprouvèrent les mêmes effets. Cette expérience ayant été répétée deux années de suite sur les mêmes malades, et avec le même succès, mérite de fixer l'attention par rapport aux avantages qu'on pourrait en retirer pour l'emploi de plusieurs espèces d'eaux minérales combinées entre elles. »

Il n'était pas sans intérêt de donner une confirmation expérimentale à l'observation qu'on vient de lire. C'est ce que nous avons cherché à obtenir. On verra par l'expérience suivante que les eaux minérales peuvent reprendre assez facilement ce principe essentiel que la mise en bouteille et le transport leur font perdre.

Expérience XXI

Eau minérale du puits de la Croix en bouteille depuis sept jours et eau iodée.

Cette expérience est la même que l'expérience XX. L'eau minérale provient également de la même bouteille. Seul, le mode opératoire diffère du précédent.

Au lieu de faire chauffer l'eau minérale sur une lampe à alcool, je la verse dans le vase poreux et je plonge celui-ci dans de l'eau minérale que l'on vient de puiser à l'instant. Ce n'est même pas un bain-marie ordinaire, puisque l'eau, qui communique son calorique, possède encore toutes ses propriétés électriques et sa chaleur naturelle.

J'attends que le thermomètre marque 20° pour la mettre en contact avec l'eau iodée (20°).

Aussitôt, l'aiguille dévie brusquement plusieurs fois jusqu'à l'arrêt, puis, se maintient une minute au 85°, descend lentement au 80°, où elle reste un instant, se fixe très longtemps au 70° et met un temps infini pour atteindre le 65°.

Si l'expérience XX nous montre que l'eau minérale perd quelques jours après sa sortie de la source une partie de son activité, sous le rapport électrique, la précédente nous prouve qu'il est facile de lui faire recouvrer, par un certain artifice, toutes ses propriétés galvanométriques. Il ne faut pas pour cela la réchauffer au bain-marie ordinaire ou au moyen d'une lampe à alcool, mais bien au contact d'une eau thermale encore échauffée par le calorique terrestre. En prenant une partie de sa chaleur, elle en prend également toute la valeur électrique. Le vase poreux, comme récipient, facilite la communication entre les deux liquides, et permet de rétablir plus promptement l'équilibre.

Cette question présente un certain intérêt au point de vue pratique. Je ne songe pas, en ce moment, aux eaux minérales de Néris qui sont employées à la station même. Mais, si par hasard un malade, faisant une cure dans une station thermale quelconque, se trouve avoir besoin d'une autre eau minérale, n'y aurait-il pas avantage à lui administrer cette eau en la faisant réchauffer au contact de l'eau thermale dans un alcarazas, par exemple ? L'observation que j'ai citée plus haut et l'expérience précédente semblent établir qu'il serait possible, en rendant à une eau minérale sa valeur électrique primitive, d'en retirer des effets beaucoup plus actifs.

C'est là le seul moyen de rendre aux eaux minérales transportées toutes leurs propriétés premières. Je ne crois pas, en effet, qu'il faille tenir compte un seul instant du procédé de Scoutetten qui consiste à soumettre ces eaux à l'action d'un courant de pile ; car, les altérations chimiques et les modifications qu'elles éprouvent de ce fait, les différencient complètement des eaux sortant de la source.

4º Actions électriques des eaux sur le corps de l'homme.

Cette question est, sans contredit, celle qui intéresse le plus directement le corps médical. Les expériences qui vont suivre nous montreront que, si les principes chimiques ne peuvent souvent à eux seuls expliquer les vertus curatives des eaux minérales, l'électricité permet au moins d'interpréter en partie le mode d'action physiologique et les effets des eaux qui, comme celles de Néris, possèdent une minéralisation presque insignifiante. Elles nous démontreront aussi d'une façon irréfutable que les eaux thermales de Néris dans leur contact avec le corps de l'homme produisent, sous le rapport électrique, des réactions beaucoup plus intenses que les eaux ordinaires.

Expérience XXII

Bain minéral.

L'expérience eut lieu le 30 septembre 1892, à quatre heures du soir, dans une baignoire du grand établissement. Température extérieure à midi 21°. P ression barométrique 731.

Après avoir fait préparer un bain à la température de 35°, je m'enfonce une aiguille de
platine au niveau du deltoïde gauche, dans le
muscle lui-même, à une profondeur de un centimètre. Je mets l'aiguille en communication
avec la borne gauche du galvanomètre, et j'établis la fermeture du circuit en faisant plonger
dans l'eau minérale une lame de platine en
contact avec la borne droite.

A ce moment, l'aiguille dévie avec force
jusqu'à l'arrêt gauche, et, après plusieurs
oscillations, s'arrête au 70° où elle reste un instant; puis, continuant sa marche rétrograde,
elle se maintient pendant cinq minutes au 65°
et met dix minutes pour venir se fixer définitivement au 30°. La température du bain n'est
plus alors que de 34° centigrades. Je reste
encore pendant vingt minutes dans le bain et
l'aiguille se maintient toujours au 30°.

J'ai répété plusieurs fois cette expérience,
en variant les différentes phases opératoires,
et toujours j'ai obtenu un résultat identique.

Cependant, j'ai observé un phénomène qui
peut avoir une certaine importance en hydriatrie minérale. Chaque fois que je faisais en

tr'ouvrir la conduite d'eau minérale, il se produisait immédiatement une violente déviation de l'aiguille. Le courant reprenait de suite son intensité première, alors même que la quantité d'eau introduite dans le bain n'était pas suffisante pour faire varier le thermomètre d'une façon appréciable. Chaque fois, le bain reprenait ainsi toute sa force excitante.

J'ai cru intéressant de signaler ce fait, car, dans certains cas, il peut être nécessaire d'employer ce procédé pour dönner au bain une plus grande énergie curative.

Pour établir la comparaison entre le bain minéral et le bain ordinaire, je fis l'expérience suivante.

Expérience XXIII

Bain ordinaire.

Le 18 octobre je pris un bain à Commentry. L'eau était également à la température de 35°. Dans cette expérience, je pris les mêmes précautions qu'à Néris et je me plaçai autant que possible dans les mêmes conditions expérimentales.

L'aiguille de platine enfoncée dans le deltoïde se rattachait à la borne droite du galvanomètre. A la fermeture du circuit, elle dévia jusqu'au 20° droit seulement et revint lentement au 10°. Après y être restée un instant, elle se fixa définitivement au 5°.

Que dire de plus? L'expérience n'est-elle pas probante ? Ne démontre-t-elle pas d'une façon absolue qu'il existe au point de vue de la valeur électrique une différence considérable entre ces deux eaux? L'une, en effet, fait dévier violemment l'aiguille du galvanomètre ; tandis que l'autre, dans son contact avec le corps humain, ne provoque qu'une déviation insignifiante.

En présence de ce résultat, il nous reste à rechercher : 1° la cause de ces phénomènes, 2° leur valeur au point de vue thérapeutique.

I. — Étiologie des réactions électriques provoquées par les eaux minérales.

D'après Durand-Fardel, un de nos maîtres en matière d'hydrologie médicale, « il est impossible de pratiquer les eaux minérales sans se convaincre qu'il y a dans leur mode d'action bien des choses qui nous échappent ».

L'embarras où nous nous trouvons, lors-

qu'il s'agit de donner une interprétation physiologique à leur activité thérapeutique, est
loin de disparaître, si nous voulons ne tenir
compte que des principes minéralisateurs. Les
imperfections de l'analyse chimique nous obli-
gent à être très réservés dans nos diverses
appréciations. Chaque jour amène sa découverte, et chaque fois que l'analyse décèle la
présence d'un nouveau corps nous croyons
tenir la clef du mystère. Malheureusement,
l'illusion ne tarde pas à s'envoler, et bientôt
une découverte nouvelle vient jeter un doute
dans notre esprit en nous faisant supposer
qu'il nous reste encore quelque chose à y dé-
couvrir.

Les progrès de la chimie finiront peut-être
un jour par nous donner la constitution rigou-
reuse des eaux minérales ; mais, lorsqu'aux
derniers métaux découverts, rubidium, cæ-
sium, etc., on aura ajouté un certain nombre
de corps nouveaux, serons-nous à même de
donner l'explication irréfutable de leur mode
d'action ? Pourrons-nous, avec ces seuls éléments, établir définitivement le lien qui fait
qu'une même maladie peut être traitée avec
avantage par des eaux complètement dissemblables ?

Pourquoi ne vouloir attribuer d'action curative qu'aux corps chimiques qui entrent dans la composition des eaux minérales ? Sans nier la valeur de ces principes, sans vouloir même leur refuser la plus grande part contributive dans l'activité des eaux minérales, je crois que nous devons chercher ailleurs l'agent merveilleux dont la présence donne à toutes les sources des propriétés communes. Il est certain que ces corps chimiques peuvent, par des proportions considérables, donner aux eaux leurs propriétés propres, et par suite, les spécialiser pour des affections bien déterminées. Mais, en vertu de quel principe, des eaux de composition différente peuvent-elles avoir des applications communes ?

Scoutetten, après avoir attaqué violemment la doctrine de la spécialisation, a cru pouvoir attribuer à l'électricité et à cet agent seulement, toutes les propriétés curatives des eaux minérales ; et, en savant qui veut connaître la raison scientifique de toute chose, il a appuyé sa théorie sur des faits et des expériences qui n'ont peut-être pas attiré suffisamment, je crois, l'attention du corps médical.

Eh bien, sans partager entièrement l'opinion de Scoutetten, en présence du résultat de nos recherches, je n'en suis pas moins d'avis qu'il faut tenir compte de cet agent pour donner une explication rationnelle des vertus curatives des eaux minérales.

A ceux qui prétendent que cette propriété de faire dévier l'aiguille du galvanomètre est due essentiellement aux principes minéralisateurs, j'affirme qu'ils sont dans l'erreur.

N'avons-nous pas, en effet, opéré avec les eaux minérales de Néris, quelques jours après leur sortie de la source ? Elles contenaient encore, à ce moment, tous leurs éléments constituants et certainement l'analyse chimique n'aurait pas pu révéler la plus légère différence. Cependant l'expérience a démontré qu'elles avaient perdu une partie de leurs propriétés, les réactions électriques étant absolument identiques à celles produites par les eaux douces. Pourquoi alors, si la déviation était uniquement le fait des agents chimiques, n'aurait-elle pas été dans ce cas d'une intensité égale à celle provoquée par l'eau minérale sortant du puits.

N'avons-nous pas montré également avec quelle facilité une eau minérale refroidie peut recouvrer sa puissance électrique? Nous avons vu qu'il suffisait pour cela de la réchauffer au contact d'une eau thermale possédant encore son calorique naturel. Quel est donc l'élément dont la présence ou l'absence peut ainsi augmenter ou diminuer l'intensité des déviations de l'aiguille du galvanomètre? Seule l'électricité nous permet d'expliquer de semblables modifications.

Pour mieux établir, que ces réactions galvanométriques sont dépendantes de l'état électrique dans lequel se trouvent les eaux minérales en arrivant à la surface du sol, il nous faut d'abord démontrer qu'une eau peut acquérir cet état spécial en subissant une influence électrique quelconque. Il nous suffira ensuite de déterminer les influences électriques auxquelles sont soumises les eaux minérales dans leur parcours souterrain, pour prouver que ces dernières se trouvent bien dans des conditions spéciales d'activité au moment où elles apparaissent à la surface de la terre.

Dans ce but, je vais rapporter l'expérience suivante.

Expérience XXIV

Immédiatement après avoir constaté les réactions produites par l'eau de fontaine (expérience XV) au contact de l'eau iodée, je soumets pendant quinze minutes ce qui me restait d'eau à l'action d'un courant électrique fourni par les dix-huit éléments à petite surface de l'appareil de Gaiffe, au bisulfate de mercure. Puis, toujours au moyen de l'eau iodée, je cherche à connaître l'intensité du courant produit par cette eau électrisée.

A la fermeture du circuit, il se produit de violentes oscillations jusqu'à l'arrêt, et, l'aiguille se fixe ensuite au 80ᵉ degré du cadran. Quelques minutes après, elle commence à descendre très lentement, passe successivement par toutes les divisions pour s'arrêter enfin au 45°. Elle a mis quinze minutes pour parcourir tout l'espace séparant le 80° du 45°. Après quinze autres minutes d'attente, voyant que l'aiguille se maintenait toujours au 45° d'une façon constante et sans manifester la moindre tendance à descendre, je n'hésite pas à terminer cette expérience, la jugeant suffisamment concluante.

Ainsi, voilà une eau qui, pour avoir été

soumise pendant un instant à l'action d'un courant électrique, a acquis de ce fait la propriété de provoquer une déviation galvanométrique plus intense qu'avant son électrisation. De plus, elle conserve cette propriété un certain temps. A la fin de l'expérience précédente qui a duré trente minutes, l'aiguille se maintient toujours au 45°, alors que, dès le début, l'eau non électrisée, produit seulement une déviation de quarante divisions, déviation qui n'était plus que de trente, quelques minutes après.

La modification subie par l'eau, sous l'influence du courant électrique, constitue ce qu'on appelle un *état allotropique*, état qui permet à certains corps d'acquérir de nouvelles propriétés chimiques et même physiques sans changer de composition. Or, l'eau soumise à l'action d'un courant électrique n'éprouve aucune modification apparente, si ce n'est autour des électrodes où se dégagent les produits de décomposition, oxygène et hydrogène. Le liquide intermédiaire ne subit, d'après la théorie de Grotthuss, que des effets de polarisation. Soustraite à cette influence, l'eau reprend sa constitution primitive, mais on vient de voir qu'elle possède à un degré

beaucoup plus intense la propriété de faire
dévier l'aiguille du galvanomètre.

Il serait intéressant de rechercher si, par
suite de ces seules circonstances, l'eau ordinaire électrisée acquiert et conserve des
vertus curatives quelconques. Malheureusement, en présence des difficultés matérielles
de l'expérimentation, il est impossible de
comparer la valeur thérapeutique de l'eau
électrisée et celle des eaux minérales. Mais,
il nous est cependant permis de tirer des faits
qui précèdent la conclusion suivante :

Au point de vue des réactions galvanométriques, les eaux minérales possèdent la
même valeur que l'eau ordinaire soumise
pendant un certain temps à l'action d'un courant électrique.

D'un autre côté, nous devons rappeler avec
quelle facilité l'eau peut s'électriser. La machine hydro-électrique nous montre que le
frottement de l'eau et de la vapeur d'eau,
contre les parois des tuyaux, est une source
d'électricité. Nous savons aussi que l'eau
subit facilement l'influence de l'électricité de
tension, de l'électricité statique.

Il suffit, pour vérifier le fait, de répéter l'expérience suivante que nous avons reproduite

bien des fois. Après avoir versé avec précau-
tion- de l'eau dans un verre bien sec, qu'on
place ensuite sur le tabouret isolant, on introduit dans l'eau une tige de fer en communication avec le conducteur de la machine
statique et on imprime pendant quelques
secondes un léger mouvement de rotation au
plateau. En approchant le doigt de l'eau on
reçoit une étincelle très vive. Par un temps
bien sec, l'eau peut conserver son électricité
pendant plus d'une minute.

Il n'y a du reste aucun doute à cet égard :
l'eau s'électrise et acquiert sous cette influence
une propriété spéciale dont il nous faudra
dans un instant déterminer la valeur thérapeutique.

La déviation qui se produit lorsqu'on opère
avec les eaux minérales, nous a paru, en raison
de son intensité, devoir être assimilée par ana-
logie à celle que provoque l'eau électrisée.
L'hypothèse nous semble des plus rationnelles,
et l'explication en est bien simple.

Les eaux minérales, en effet, sont constamment soumises à des influences électriques de
toutes sortes : influences extérieures, dues à
l'électricité atmosphérique et au magnétisme
terrestre ; influences intérieures, dues aux

diverses actions physiques et chimiques qu'elles éprouvent dans leur parcours souterrain.

Il est peut-être téméraire de prétendre que les eaux minérales subissent l'influence de l'électricité atmosphérique. Aucune expérience directe ne confirme cette opinion. Mais rien ne prouve également qu'elles ne soient pas soumises, au même titre que la terre, aux fluctuations de potentiel de l'atmosphère. Il serait intéressant de poursuivre des recherches dans ce sens.

Quant à l'action du magnétisme terrestre, elle s'exerce d'une façon plus immédiate et plus compréhensible. On sait, depuis longtemps, que la terre est parcourue dans tous les sens par des courants électriques, et les recherches que poursuivent à ce sujet M. Mascart et M. Moureaux, au parc St-Maur, nous permettront peut-être, dans un temps peu éloigné, de saisir les lois qui les régissent. Dans tous les cas, il est incontestable que ces courants telluriques exercent une action directe sur les eaux minérales.

Voilà pour les influences extérieures.

Celles que j'appelle intérieures, ont encore un rapport plus intime avec les eaux minérales. Elles sont en partie inhérentes à leur formation et à leur constitution. Il me suffira en effet de rappeler le parcours de ces eaux à travers les profondeurs de la terre, les températures excessives et les pressions incalculables qu'elles rencontrent, les réactions et les combinaisons qui les chargent de principes minéralisateurs, pour montrer qu'elles subissent à chaque instant des influences électriques considérables. Tous ces phénomènes, frottement contre les roches, calorification, combinaisons incessantes, ne peuvent se produire sans provoquer un dégagement d'électricité. Les eaux minérales sont de la sorte un foyer constant d'électricité, et rien ne peut empêcher les phénomènes d'influence.

Dans ces conditions, il n'y a rien d'étonnant à ce que les eaux minérales présentent à leur sortie de la source les mêmes réactions galvanométriques que l'eau électrisée. Cet état spécial, qu'elles possèdent alors et dont l'existence peut être constatée par les déviations de l'aiguille aimantée, est certainement dû à l'influence de toutes ces actions électriques dont nous venons de parler. Elles sont donc, elles aussi, électrisées, mais elles ne contiennent jamais d'électricité libre, les conditions d'isolement, indispensables pour que l'électricité se maintienne à l'état statique, n'existant pas.

II. — De l'importance thérapeutique de l'état électrique des eaux minérales.

Je crois avoir suffisamment démontré par les expériences et les considérations qui précèdent l'existence d'actions électriques dans la constitution des eaux minérales.

Il faut maintenant nous préoccuper de la valeur thérapeutique que peut présenter cet état spécial des eaux dans le traitement hydriatique. Quelle part revient aux principes minéralisateurs, quelle est celle qu'il faut attribuer à l'électricité. La question est complexe et n'est pas près d'être complètement élucidée.

Dans un traitement hydro-minéral, la guérison se trouve sous la dépendance de causes multiples : agents chimiques, température, modes d'administration. Mais, tout en accordant à ces divers éléments une très grande importance, les expériences précédentes nous prouvent qu'il faut également tenir compte de l'état électrique des eaux à leur sortie de la source.

Avant d'attribuer, comme Scoutetten, toute l'action curative à l'électricité, je crois que nous devons attendre des données nouvelles déterminant d'une façon précise si réellement nous devons accorder à cet agent une activité aussi considérable. Dans tous les cas, nous pouvons dès maintenant affirmer que les effets thérapeutiques des eaux minérales sont en partie dépendantes de leur état électrique.

D'un autre côté, nous avons tenu à montrer que si l'analyse qualitative et quantitative suffit parfois à donner quelques indications bien nettes sur les attributions propres à chaque eau minérale, elle ne permet pas d'expliquer les applications communes qu'on retrouve dans chacune des classes établies par les médecins hydrologues. Nous avons voulu voir dans cette uniformité d'action, l'effet de l'électricité.

Ces applications communes ne peuvent, en effet, s'expliquer que par une stimulation de l'organisme, commune à toutes les eaux. Or, ni les excitants chimiques, ni les excitants physiques (température, modes d'administration), ne sont capables de la provoquer à eux seuls. D'une part, nous voyons des eaux faiblement minéralisées aussi excitantes que d'autres dont la minéralisation est beaucoup plus forte ; d'autre part, si l'activité d'une eau dépendait seulement des agents chimiques et physiques, il suffirait alors de prescrire des bains médicamenteux ou même des bains simples avec tous les procédés connus de balnéation, pour obtenir les mêmes résultats qu'avec les eaux minérales.

L'expérience a prouvé qu'il n'en était rien, et que tous les bains simples ou médicamenteux, malgré les variétés d'administration, étaient loin d'avoir une valeur curative égale à celle que tout le corps médical est obligé de reconnaître aux eaux minérales naturelles.

Or, il se produit, pendant le bain, un courant électrique, très faible, il est vrai, mais qui n'en possède pas moins, toutes proportions gardées, les propriétés du courant continu : excitation, effets électrolytiques, phénomènes de transport, influences d'orientations moléculaires. Pourquoi dès lors ne pas attribuer à ce courant, si faible qu'il soit, une certaine part contributive dans l'activité des eaux minérales ? Pourquoi ne pas voir en lui, la cause principale des phénomènes d'excitation qui se produisent dans tout traitement thermal appliqué d'une façon méthodique ?

Aussi, en raison des résultats de nos diverses expériences, je crois que nous devons accorder à ce courant électrique cette propriété stimulante qui donne à toutes les eaux minérales le pouvoir de rétablir l'harmonie des fonctions et d'amener la guérison des affections les plus diverses. Par son intensité, il différencie le bain minéral, du bain simple ou médicamenteux.

DE L'ÉLECTRICITÉ COMME MOYEN ADJUVANT D'UNE CURE THERMALE

Nous pensons avoir réussi à montrer que les eaux minérales possédaient en arrivant à la surface du sol un état spécial, et que cet état était dû aux influences électriques incessantes auxquelles elles sont soumises pendant leur trajet souterrain. Nous avons, autant que possible, essayé d'établir qu'il fallait attribuer à cet état électrique, sinon toute l'activité curative des eaux minérales, mais au moins une activité particulière en vertu de laquelle certaines maladies pouvaient être traitées, avec un égal succès, par des eaux de composition différente. Mais, nos recherches ne nous permettant pas encore de formuler une conclusion irréprochable au point de vue scientifique, nous croyons indispensable de signaler tout ce qui peut servir à la démonstration de la vérité.

Or, dans notre pratique thermale, un fait nous a frappé : c'est l'amélioration rapide qui survient chez les malades qui emploient simultanément l'électricité et la médication hydro-minérale.

Nous avons eu l'occasion de faire de nombreuses applications des différents traitements électriques. Comme médecin à l'hôpital thermal, nous n'avions que l'embarras dans le choix des malades. De plus, plusieurs confrères, en raison de nos connaissances spéciales, nous ont également adressé des malades justiciables et de l'électrothérapie et du traitement thermal, en nous priant de leur faire suivre les deux médications.

Eh bien, chaque fois que nous avons appliqué le traitement électrique, nous avons été surpris de la rapidité avec laquelle l'amélioration survenait.

En quelques jours, nous avons amélioré et bien souvent guéri des névralgies anciennes des plus rebelles ; en une séance, nous avons rendu la parole à une jeune hystérique dont l'état a été complètement modifié par le traitement minéral et l'électricité statique. Nous ne parlerons que pour mémoire des guérisons rapides obtenues dans la neurasthénie, dans l'hyperesthésie vulvaire et la douleur ovarienne ; des améliorations survenues dans la chorée, dans l'ataxie locomotrice, dans la paraplégie spasmodique.

Nos observations ne sont pas encore assez nombreuses pour montrer tous les avantages que chaque affection peut retirer de l'emploi de l'électricité comme moyen adjuvant d'une cure thermale. Mais, nous pouvons dire, dès à présent, que l'emploi simultané de ces deux moyens thérapeutiques nous a toujours donné des résultats inespérés dans toutes les maladies tributaires de l'un ou de l'autre traitement.

Une des affections que l'on rencontre à chaque instant à Néris, la métrite chronique, nous paraît également devoir retirer des avantages sérieux de l'emploi simultané du traitement hydro-minéral et de l'électrolyse interstitielle suivant la méthode du docteur Gautier.

Quelle part, dans la guérison, faut-il attribuer à chacune de ces modalités thérapeutiques ? Pour le moment, il est impossible de s'en rendre compte, car toutes les deux exercent sur l'organisme une action puissante. Mais, au point de vue pratique, la chose, en somme, importe peu ; les malades ne demandent pas à connaître ce qui les guérit, ils demandent, avant tout, à guérir.

CONCLUSIONS

Il importe maintenant de résumer les faits
établis par les diverses expériences qui précèdent :

1° Les eaux douces et les eaux minérales
déterminent au contact des terres des réactions électriques ; les eaux prennent la tension
négative par rapport aux terres qui sont
positives.

2° Dans leur contact entre elles, les eaux
douces et les eaux minérales produisent également des manifestations électriques. Les
eaux thermales de Néris sont toujours néga-
tives dans leur contact avec les eaux ordinaires.

3° La différence de température entre deux
eaux en expérience, ne modifie que très peu
l'intensité du courant que l'on veut étudier.
L'intensité du courant thermo-électrique est
de courte durée et son action cesse brusquement. Aussi peut-on facilement ne pas en tenir
compte.

Lorsque deux eaux sont de même nature, la
plus froide prend la tension négative.

4° Les eaux minérales arrivent à la surface de la terre, électrisées, sans cependant présenter d'électricité libre. Aussi les actions électriques provoquées par les eaux minérales sont-elles beaucoup plus énergiques que celles produites par les eaux douces.

Cette proposition se vérifie dans toutes nos expériences. Mais, pour l'établir scientifiquement, il est utile de se servir d'un liquide étalon et de ramener à une température identique toutes les eaux dont on veut connaître la valeur électrique.

Pour connaître exactement l'hydrotimésie électrique de toutes les eaux minérales, et pouvoir comparer les résultats, il faudrait que les recherches fussent faites par une même personne se plaçant chaque fois dans des conditions d'expérimentation absolument semblables et surtout opérant avec le même galvanomètre.

5° Les eaux minérales exposées à l'air ou mises en bouteilles perdent au bout de quelques jours une partie de leur propriété électrique. Leurs réactions sont celles des eaux ordinaires. Ces eaux n'ont plus alors d'autre valeur que celles qu'elles peuvent devoir aux substances médicamenteuses qu'elles contiennent. Mais, il est facile de leur rendre cette propriété en les réchauffant au contact d'une eau thermale possédant encore son calorique naturel.

6° Cette propriété spéciale que possèdent les eaux minérales de Néris, en arrivant à la surface de la terre, est le résultat des influences électriques incessantes auxquelles elles sont soumises dans leur parcours souterrain.

7° C'est à cet état électrique qu'il faut attribuer la plus grande part d'activité de ces eaux dont la minéralisation, relativement aux effets qu'on en obtient, est presque insignifiante.

8° Il se produit pendant le bain un courant électrique beaucoup plus intense avec l'eau minérale qu'avec l'eau ordinaire. C'est à ce courant électrique qu'il faut attribuer les phénomènes d'excitation qui se produisent dans le cours de tout traitement thermal.

Lorsqu'on veut stimuler l'organisme d'une façon énergique, il peut être nécessaire de faire pénétrer à chaque instant dans le bain un peu d'eau minérale. La quantité importe peu, puisque, nous l'avons vu, il est inutile d'élever la température du bain d'une façon appréciable pour donner au courant son intensité première. Il suffit, toutes les huit à dix minutes, d'entr'ouvrir pendant une seconde la conduite d'eau pour donner au bain toutes ses vertus thérapeutiques.

9° L'emploi de l'électricité dans les affections tributaires de ce mode de traitement ne peut que favoriser l'action de la cure thermale et hâter la guérison.

Telles sont les conclusions qui se dégagent le plus nettement de nos expériences. Peut-être arriverons-nous d'ici peu à prouver que l'électricité joue le rôle principal dans l'activité des eaux minérales. Pour le moment, avant de nous montrer aussi affirmatif, il est de notre devoir d'attendre de nouvelles recherches. Dans tous les cas, l'hypothèse est des plus vraisemblables ; il suffit, en effet, que cet élément fasse défaut ou existe à un degré moindre (bains simples ou bains médicamenteux), pour qu'immédiatement les résultats soient de beaucoup inférieurs à ceux obtenus avec les eaux minérales naturelles.

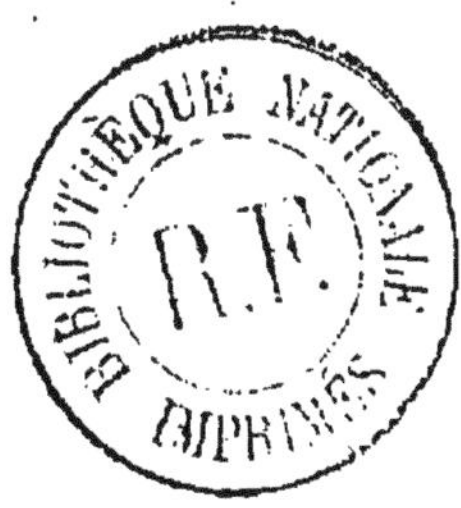

TABLE

—

www.ingramcontent.com/pod-product-compliance
Ingram Content Group UK Ltd.
Pitfield, Milton Keynes, MK11 3LW, UK
UKHW020920120726
13693UKWH00003B/1094